VICTOR BART

CINQUANTENAIRE

ET HISTORIQUE

DE LA SOCIÉTÉ D'HORTICULTURE

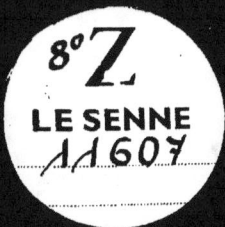

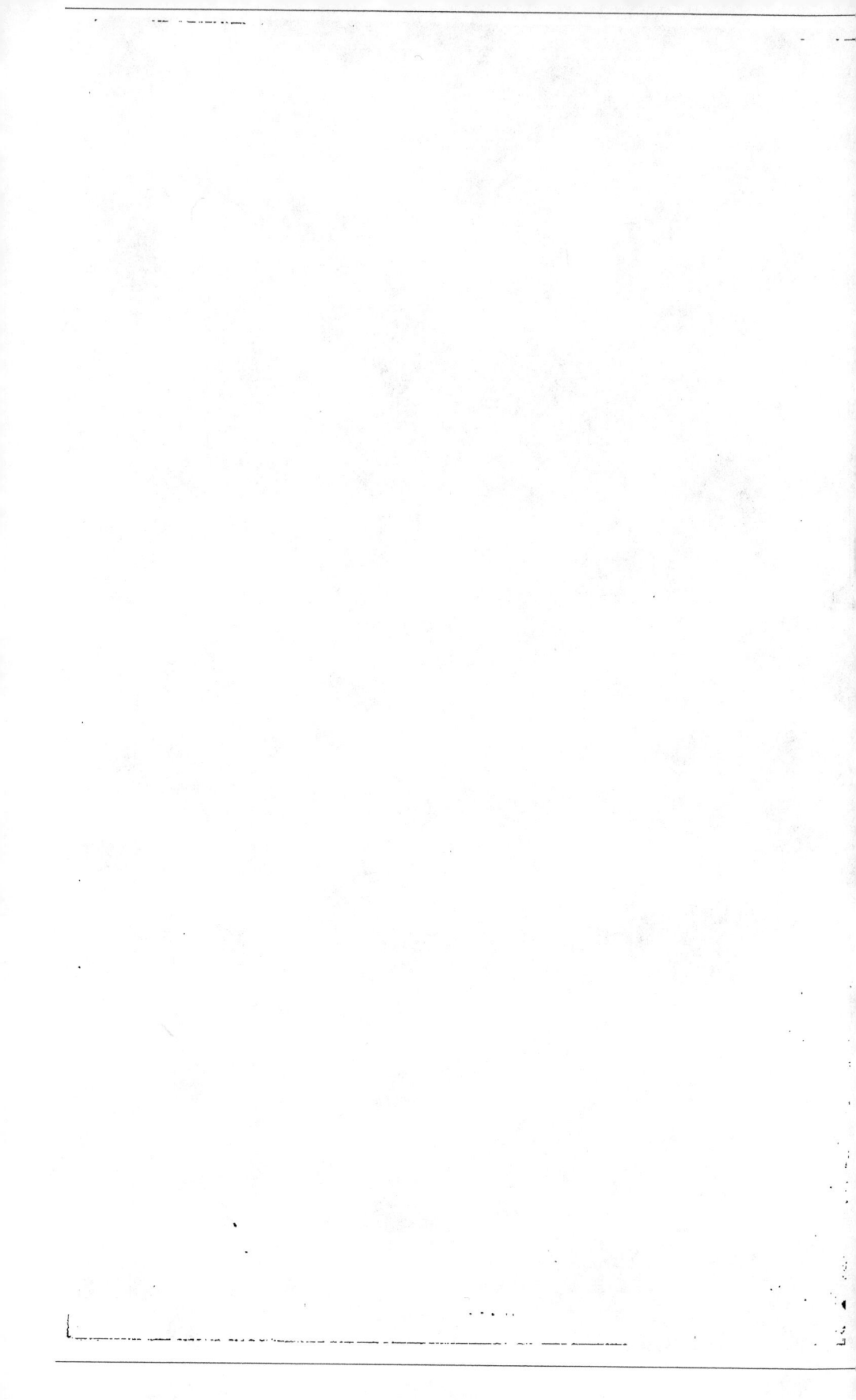

VICTOR BART

LES FÊTES

DU

CINQUANTENAIRE

DE LA FONDATION

DE LA

SOCIÉTÉ D'HORTICULTURE

DE SEINE-ET-OISE

Exposition florale — Banquet — Soirée musicale
et Distribution des Récompenses
avec Compte rendu contenant l'historique de la Société

VERSAILLES

IMPRIMERIE DE E. AUBERT

6, avenue de Sceaux, 6

—

1890

VICTOR BART

LES FÊTES

DU

CINQUANTENAIRE

DE LA FONDATION

DE LA

SOCIÉTÉ D'HORTICULTURE

DE SEINE-ET-OISE

*Exposition florale — Banquet — Soirée musicale
et Distribution des Récompenses
avec Compte rendu contenant l'historique de la Société*

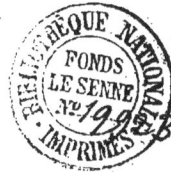

VERSAILLES

IMPRIMERIE DE E. AUBERT

6, avenue de Sceaux, 6

—

1890

FÊTES

DU

CINQUANTENAIRE

DE LA FONDATION

DE LA

SOCIÉTÉ D'HORTICULTURE

DE SEINE-ET-OISE

Compte rendu par **M. Victor BART**, l'un des Vice-Présidents
de la Société.

La Société d'horticulture du département de Seine-et-Oise, fondée en 1840, a célébré en 1890 le cinquantième anniversaire de sa fondation.

Suivant le programme arrêté les fêtes organisées pour cette solennisation comprenaient :

Une grande Exposition horticole installée dans le parc de Versailles, du samedi 31 mai au mardi 3 juin, avec le jeu des grandes eaux dimanche 1er;

Un banquet commémoratif offert aux quatre survivants des premiers fondateurs, MM. Bertin père, Pajard, Delorme et Truffaut père, aux présidents et secrétaires généraux des 17 Sociétés d'agriculture et d'horticul-

*

ture qui existent actuellement en Seine-et-Oise, et aussi aux membres du jury. Avaient été conviés à ce banquet les sénateurs du département, le préfet, les généraux résidant à Versailles, le secrétaire général de la préfecture, le maire et les adjoints, l'inspecteur d'Académie, les présidents des tribunaux, le procureur de la République. L'invitation s'appliquait pareillement au président, au vice-président et au secrétaire général de la Société nationale et centrale d horticulture de France, considérée, à un point de vue spécial, comme représentant l'horticulture française. On avait convié aussi les représentants de la presse horticole;

Une soirée musicale, donnée par la municipalité dans les salons et les jardins de l'hôtel de ville de Versailles, à laquelle avaient été particulièrement invités tous les membres de la Société d'horticulture et des autres Sociétés versaillaises;

Une séance solennelle de distribution des récompenses, tenue dans la salle des concerts ornée de fleurs, de plantes vertes et de drapeaux.

L'Exposition et la distribution des prix ayant fait l'objet d'un rapport spécial qui sera transcrit à la suite du présent compte-rendu, nous n'avons à parler en ce moment que du banquet et de la soirée musicale.

Le banquet, qui réunissait une centaine de convives, avait lieu samedi 31 mai dans le grand salon de l'hôtel des Réservoirs. Quelques invités s'étaient fait excuser. Parmi les personnes présentes se trouvaient :

M. Bargeton, préfet de Seine-et-Oise, représentant le ministre de l'agriculture, dont la visite avait été annoncée, qui n'a pu venir et qui, en exprimant tous ses regrets, s'est fait excuser par lettre;

M. Maze, sénateur du département, membre de la Société;

Le président du conseil général, M. Maret;

Le maire de Versailles, M. Edouard Lefebvre;

Les trois adjoints au maire, MM. Lenoir, docteur Ve-drine et Guétonny;

L'inspecteur d'Académie, M. Fraissinhes;

Le procureur de la République, M. A. Chrétien;

Le président du tribunal de commerce, M. Sortais;

Quatre vice-présidents de la Société nationale d'horticulture de France, MM. Charles Verdier, Vitry fils, Jolibois et Vilmorin;

Le président de la Société d'agriculture et des arts de Seine-et-Oise, M. Belin, et le secrétaire général de la même Société, M. Ruelle;

Le président du Comice agricole de Seine-et-Oise, M. Henri Besnard, et le secrétaire général de ce Comice, M. Henry Rabourdin;

Le président du Comice d'encouragement à l'agriculture et à l'horticulture, M. Journault, sénateur de Seine-et-Oise, et le secrétaire général adjoint de ce Comice, M. Muret;

Le président de la Société d'agriculture et d'horticulture de l'arrondissement de Pontoise, M. Dudouy;

Le président de la Société d'horticulture de l'arrondissement de Corbeil, M. le Dr Devouges, et le secrétaire général de cette Société, M. Fauquet;

Le secrétaire général de la Société agricole et horticole de l'arrondissement de Mantes, M. Croutelle;

Le président de la Société d'horticulture de l'arrondissement d'Etampes, M. Blavet;

Le président de la Société d'horticulture de Saint-Germain-en-Laye, M. Pector;

Le président de la Société d'horticulture de Montmo-
rency, M. Guérin, et le secrétaire général de cette Société, M. Louvet;

Le président de la Société d'horticulture de Bougival,
M. Couturier.

Les membres du Conseil d'administration présents à
cette solennité étaient :

M. le colonel Meinadier, sénateur, présidant le banquet ;

MM. Defurnes et Victor Bart, vice-présidents; celui-
ci en même temps rapporteur général du jury ;

M. Hardy, secrétaire général, et M. Albert Truffaut,
secrétaire général adjoint;

M. Denevers, trésorier;

M. Chevalier, bibliothécaire de la Société, président
du jury, et M. Pavard, bibliothécaire adjoint;

MM. Christen, Poirier, David, Léon Duval, Nolard,
auxquels s'étaient joints trois anciens conseillers,
MM. Houlet, Silvestre de Sacy, Bertin fils, et divers autres membres de la Société, comprenant M. de Mont-
fleury, vice-président honoraire.

Il y avait aussi parmi les invités M. Dutilleux, chef
de division à la préfecture, et M. Gatin, secrétaire général de la mairie.

Au dessert, huit toasts ont été portés :

Par M. le colonel Meinadier, au président de la République ;

Par M. le préfet, l'un des présidents d'honneur, à
l'horticulture et à l'agriculture du département ;

Par M. le maire, aussi président d'honneur, aux invités de la Société et de la municipalité;

Par M. Belin, comme président de la Société d'agriculture de Seine-et-Oise, en réponse au toast du maire;

Par M. Chevallier, président du jury, aux membres de ce jury;

Par M. Bazin, représentant la Société d'horticulture de Clermont, au nom de ses collègues du jury, en réponse au toast de leur président;

Par M. Maze, sénateur, aux dames patronnesses;

Enfin par M. Meinadier, qui a d'abord exprimé tous ses regrets de l'absence de M. le président de Boureuille, aux quatre fondateurs survivants, présents au banquet.

A neuf heures, les convives se sont rendus à l'hôtel de ville pour assister à la grande soirée musicale donnée par la municipalité versaillaise, en l'honneur du cinquantenaire de la Société d'horticulture.

Cette soirée a été charmante. Plus de 3,000 personnes avaient répondu à l'appel de la municipalité. Les salons étaient décorés de tentures et de fleurs. On y entendait un attrayant concert de musique instrumentale, exécuté avec l'ensemble le plus parfait, par cinq artistes distingués, MM. Bosquet, Cousin, Planchet, Jobert et Davenne. Les morceaux de ce concert alternaient avec les chants de la Société orphéonique, dirigée par M. Tourey.

Les jardins étaient très brillamment illuminés par des guirlandes de gaz. Dans l'un d'eux, un orchestre avait été installé sous un grand velum pour l'excellente musique du génie, qui exécutait les meilleurs morceaux de son répertoire, sous l'habile direction de son chef éminent, M. Meister.

Nous arrivons maintenant à ce qui concerne l'Exposition et la distribution des récompenses.

Suit : le rapport contenant l'historique de l'Association, présenté et lu par M. Victor Bart, en séance solennelle :

EXPOSITION HORTICOLE

DU CINQUANTENAIRE

DISTRIBUTION SOLENNELLE DES RÉCOMPENSES

Le séance était présidée par M. le colonel Meinadier, vice-président.

Au bureau se trouvaient : M. le maire de Versailles, président d'honneur ; M. Laurent, secrétaire général de la préfecture, représentant M. le préfet qui s'était fait excuser ; M. Lenoir, adjoint au maire; M. Defurnes, vice-président ; M. Hardy, secrétaire général ; M. Denevers, trésorier ; M. Chevallier, bibliothécaire, président du jury ; M. Victor Bart, rapporteur général et aussi vice-président de la Société.

La plupart des autres membres du conseil d'administration avaient pris place sur l'estrade.

M. le président a ouvert la séance par le discours suivant :

« MESDAMES, MESSIEURS,

« Une triste circonstance m'appelle à l'honneur de présider cette assemblée. L'état de santé de notre digne Président, M. de Boureuille, et un deuil de famille ne lui ont pas permis d'assister aux fêtes du cinquantenaire de la fondation de notre Société. Nous partageons tous bien vivement les regrets qu'exprime M. de Boureuille ; il aurait été très heureux de prendre une part bien

méritée à cette fête du cinquantenaire, véritable glori-
fication de la Société. M. de Boureuille aurait été pareillement heureux de proclamer le juste hommage rendu
aux quatre membres fondateurs que nous avons l'avantage de compter encore parmi nous, MM. Bertin père,
Delorme, Pajard et Truffaut. Comme nous le faisons
nous-même, il aurait associé à cet hommage M. Hardy,
notre très dévoué Secrétaire général, qu'il appelait avec
raison l'âme de la Société.

« Puisque M. de Boureuille n'est pas présent, laissez-
moi vous rappeler combien notre Président mériterait,
lui aussi, le vif témoignage de votre gratitude pour tous
les services que depuis 25 ans il a rendus à la Société.

« M. le Ministre de l'Agriculture avait fait espérer
qu'il assisterait à l'inauguration de l'Exposition ; mais
les exigences parlementaires l'ont retenu à la Chambre
des députés où il prenait part à la discussion d'une
importante question agricole. Au nom du Ministre,
M. le Préfet de Seine-et-Oise vous a dit l'intérêt que le
Gouvernement porte à notre Société. Pouvons-nous
espérer que cet intérêt se manifestera à bref délai par
une récompense bien méritée et depuis longtemps
réclamée pour l'un de nos vénérés fondateurs.

« Je n'ai pas à vous faire l'historique de la Société, à
vous dire ses débuts, ses travaux, son développement ;
notre laborieux et dévoué collègue, M. Victor Bart, a
bien voulu se charger de cette tâche que nul ne pouvait
remplir aussi bien que lui. Cependant je crains qu'il ne
laisse dans son rapport une lacune, une page vide qui
pourrait certes être bien remplie. Il vous racontera les
nombreux services rendus, il fera ressortir les grands
succès obtenus par des sociétaires, nos collègues ; mais
il ne parlera pas de lui. Mon devoir, et je m'en acquitte

avec un grand plaisir, est de suppléer à ce silence en vous disant ce que M. Victor Bart a fait et continue à faire pour la Société. Je ne saurais énumérer en détail toutes les communications présentées par lui sur des sujets horticoles les plus variés, pour ainsi dire à chaque séance, toujours avec le même esprit et la même distinction. Je ne pourrais vous rappeler ses rapports instructifs, clairs et précis sur les établissements d'horticulture de la ville de Versailles, tout ce qu'il fait pour notre Journal dont il est le principal rédacteur, ses narrations descriptives des parcs et châteaux des environs de Versailles, ses nombreuses Notices sur les végétaux les plus précieux, insérées dans nos Annales. Mais je puis vous dire que M. Victor Bart a déjà présenté quinze comptes-rendus de vos belles Expositions. Vous allez entendre le seizième pour lequel il a fait un long travail de recherches dans nos archives.

« M. Victor Bart est partout et toujours à la hauteur de sa mission. Je suis heureux de lui donner ici publiquement un témoignage de toute la reconnaissance de la Société d'horticulture. »

L'assemblée applaudit.

La parole est ensuite donnée au Rapporteur général des jurys. M. Victor Bart s'exprime ainsi :

RAPPORT SUR L'EXPOSITION DE 1890

Historique de la Société.
Décisions des Jurys.

MESDAMES, MESSIEURS.

Avec le précieux concours de la ville de Versailles, la Société d'horticulture du département de Seine-et-Oise

vient de célébrer dignement le cinquantième anniversaire de la fondation de cette importante Société.

Pour compléter la célébration, il reste à distribuer les
récompenses décernées à la suite de l'Exposition qui a
eu lieu du 31 mai au 3 juin 1890.

En cette circonstance et en vue de satisfaire à un dé-
sir exprimé, le rapporteur général est tenu de présenter
à grands traits l'historique de la fondation de la Société,
et de faire ressortir l'heureuse influence qu'en un demi-
siècle l'association a exercée sur les prodigieux progrès
accomplis. C'est ce simple travail rétrospectif que j'ai
l'honneur de vous soumettre.

FONDATION DE LA SOCIÉTÉ

Créée le 7 avril 1840, la Société comptait alors
200 membres.

Les principaux fondateurs étaient de grands amateurs
de jardins et des horticulteurs versaillais de distinction.
Les uns comprenaient MM. Demanche, Deschiens, de
Rongé, Dubourg, Fessart, Jessé aîné, Jaquelin, de Jou-
vencel, Labbé, Merlin de Thionville, Prévost, de Pron-
ville, Sommesson, Tatin, Thué de Beauvois ; les autres,
MM. Bertin père, Dieuzy père, Amédée Dieuzy, Donard,
Duval père, Duval fils, Gondouin, Lavoie, Legeas, Le-
roux, Panseron, Salter, Truffaut père, Truffaut fils.

Se trouvaient aussi parmi les fondateurs, M. Philippar, directeur du Jardin des Plantes, existant alors à
Versailles, M. Pajard, chef des cultures de ce jardin, et
un maraîcher, M. Godat, renommé pour les remarqua-
bles produits qu'il savait obtenir. Quant aux autres fondateurs, c'étaient avec M. Rémilly, maire de Versailles,
des administrateurs municipaux, des généraux en re-
traite, des fonctionnaires, des professeurs, des méde-

*

cins, des pharmaciens et des architectes. Ils prenaient tous un vif intérêt à la création nouvelle. Leurs noms sont conservés dans vos annales.

Il y avait aussi un entomologiste, M. Delorme.

De tous les fondateurs quatre seulement ont survécu. Nous sommes heureux de constater ici la présence de ces vénérables survivants et de vous rappeler leurs noms justement honorés. Ce sont MM. Bertin père, Pajard, Delorme et Truffaut fils : celui-ci devenu grand-père.

A l'occasion du cinquantenaire, le Conseil d'administration de la Société décidait d'offrir à chacun de ces quatre fondateurs un grand médaillon en bronze d'art, portant le nom du donataire et rappelant la date de la fondation. Ces médaillons ont été remis à MM. Bertin, Pajard, Delorme et Truffaut, qui les conserveront pour eux et pour leurs familles, à titre de bon souvenir.

ADMINISTRATION

Après avoir constitué la Société d'horticulture, les fondateurs devaient assurer son existence. Ils savaient qu'une Société ne peut vivre et progresser qu'à la condition d'être bien dirigée et bien administrée.

A ce point de vue la Société d'horticulture a pu servir de modèle. Depuis sa constitution, elle a eu la faveur d'obtenir le très utile concours de présidents et de secrétaires généraux d'une grande valeur.

PRÉSIDENTS

Le premier président élu par la Société était à la fois un érudit et un parfait administrateur, M. Demanche, ancien premier adjoint au maire de Versailles. Dans ses deux années de présidence, M. Demanche s'est occupé, de la manière la plus active et la plus dévouée, de tout ce qui pouvait être profitable à l'œuvre nouvelle dont, avec M. Deschiens, il était l'un des principaux promoteurs.

Après M. Demanche, occupèrent successivement la présidence, le savant abbé Caron, un membre de l'Académie de médecine, M. Boullay, le général Michaux, grand ami de l'art horticole, M. Remilly, alors député et maire de Versailles, le docteur Battaille, un agronome distingué, M. Guillemain, puis M. Le Roi, bibliothécaire de la ville, auteur de divers travaux historiques.

Douze ans s'étaient écoulés depuis la création de la Société, lorsque la présidence fut successivement donnée à M. Bernard de Rennes, et à M. Pescatore. Chacun d'eux resta trois années en fonctions. La Société était alors en pleine activité. Ces deux présidents lui imprimèrent un nouvel élan ; ils contribuèrent largement à la rendre tout à fait prospère.

Parmi les successeurs de M. Pescatore et Bernard de Rennes, on doit surtout citer le général de Courligis. De 1862 à 1864, il s'est occupé utilement de la Société.

A partir de 1865, la Société a eu l'avantage de pouvoir placer à sa tête l'excellent président actuel, M. de Boureuille. Réélu, chaque année depuis un quart de siècle, M. de Boureuille remplit ses hautes fonctions avec le plus entier dévouement.

Notre cher président, accablé par la perte récente de Mme de Boureuille, ne peut, pour la première fois, depuis vingt-cinq ans, assister à la séance de distribution des récompenses. Il éprouve un véritable chagrin d'être ainsi privé de prendre part à la solennité de ce jour.

L'administration de M. de Boureuille a été marquée par une mesure très importante. Jusqu'à l'année 1868, l'Association n'avait pas encore été reconnue au titre d'*établissement d'utilité publique*. M. de Boureuille a obtenu la déclaration légale qui, depuis 1868, permet à la Société de profiter des avantages attachés à une telle reconnaissance. (*Applaudissements.*)

SECRÉTAIRES GÉNÉRAUX

Dans la Société d'horticulture, un fonctionnaire est spécialement chargé d'assurer la marche suivie et régulière des affaires sociales : c'est le secrétaire général.

Sauf trois exceptions, les fonctions de secrétaire général sont heureusement restées longtemps entre les mains des titulaires élus. Depuis cinquante ans, la Société n'a eu à nommer en tout que cinq de ces très utiles administrateurs qui ont des occupations bien nombreuses et sont chargés de conserver les traditions.

A l'époque de la fondation, le secrétaire général était un habile professeur de botanique, M. Philippar. Pendant dix ans, il put remplir ses fonctions de la manière la plus distinguée. Il a laissé un fils actuellement directeur de l'Ecole nationale d'agriculture de Grignon.

Les trois premiers successeurs de M. Philippar furent le docteur Noble fils, le docteur Erambert et M. Gustave Heuzé, celui-ci devenu depuis inspecteur général de l'agriculture. Chacun de ces trois fonctionnaires avait eu à assurer le service; il s'était très consciencieusement occupé de sa laborieuse tâche.

A partir du 1er janvier 1854, la Société s'est trouvée favorisée en obtenant l'heureux concours d'un secrétaire général très dévoué et plein d'expérience, qui avait été directeur des jardins de l'Institut agronomique de Versailles et qui est maintenant directeur de l'Ecole nationale d'horticulture. Vous avez compris qu'il s'agit

de M. Hardy, trente-cinq fois réélu depuis cette année
1854. Comme l'a si bien et si justement dit M. de Boureuille, M. Hardy est l'âme de la Société. (*On applaudit.*)

Voulant profiter des fêtes du cinquantenaire pour
donner à M. Hardy un témoignage de reconnaissance,
le Conseil d'administration lui a offert un grand médaillon en bronze d'art, exactement semblable à ceux
qui ont été remis aux quatre membres fondateurs. Ce
médaillon porte, avec le nom de notre sympathique secrétaire général, les dates de 1854 et 1890.

On vient de voir que M. de Boureuille a été réélu
vingt-cinq fois président et M. Hardy trente-cinq fois secrétaire général ; cela indique bien que, dans notre Société, les fonctions sont annuelles, mais révèle, en même
temps, la pensée de nos coassociés. Ils sont persuadés
que la stabilité des fonctionnaires, au moins en ce qui
concerne l'horticulture, n'est pas sans exercer une
grande influence. Nos finances sociales se trouvent en
bon ordre et en bonne situation ; cela ne tient-il pas
beaucoup à ce que depuis 1854 l'honorable M. Denevers
est, chaque année, réélu trésorier.

EXPOSITIONS DE 1840 A 1889

En cinquante ans, grâce surtout aux bons soins de
M. Philippar et de M. Hardy, la Société a organisé plus
de cinquante Expositions. Ces fêtes horticoles sont deve-
nues annuelles ; mais, dans les premiers temps, on allait
jusqu'à en offrir deux chaque année : l'une au prin-
temps, l'autre en automne. Cela ne tenait pas seulement
à l'enthousiasme du début ; cela venait aussi de ce que,
faites à l'Hôtel-de-Ville, ces doubles Expositions n'occa-
sionnaient qu'une petite dépense. Fort appréciées et
souvent admirées par tous les visiteurs, elles ont amené

peu à peu la Société à distribuer de très nombreuses récompenses d'ailleurs bien méritées. Tout cela ressort des comptes rendus présentés aux noms des jurys successivement chargés du jugement des concours.

RAPPORTEURS DES JURYS

Comme vous le savez, à chacune des séances solennelles de distribution des prix, des rapporteurs sont chargés de rendre compte des Expositions. A cette occasion, les principaux d'entre eux ont magistralement traité les sujets les plus intéressants pour l'horticulture. Parmi les rapporteurs les plus distingués on doit citer M. Philippar, le général Michaux, l'abbé Caron, les docteurs Thibault et Battaille, MM. Le Roi, Leduc, Baget, Bernard de Rennes, le docteur Erambert et MM. Thibierge, Lenglier, Lecoq, Doublet, Paignard, Taphanel, Chevallier et de Sacy. La plupart d'entre eux n'ont eu à présenter qu'un seul compte-rendu.

Il y a un autre rapporteur général des jurys que je ne peux nommer, bien que lui seul, — ce qui ne s'était jamais vu, — ait consenti à se charger de faire les comptes-rendus de quinze de vos Expositions. Si vous deviez trouver quelque utilité à revoir les nombreux travaux de ce rapporteur, vous n'auriez qu'à vous référer aux publications de la Société.

PUBLICATIONS

Puisque nous sommes amenés à parler des publications, il est nécessaire de rappeler que pendant les cinquante années écoulées depuis 1840, la Société a publié régulièrement des Annales paraissant par cahiers presque toujours mensuels, tantôt sous le titre de journal, tantôt sous le titre de tablettes, mémoires et bulletins.

Ces publications sont réunies en un grand nombre de
volumes dans lesquels se trouvent insérées et conservées
toutes les notices, observations, remarques et communications diverses faites par des membres de la Société
sur la science et la pratique horticole et sur les matières
qui s'y rattachent.

Les plus intéressantes de ces publications sont dues à
des érudits d'un mérite reconnu, tels que MM. Philippar,
Erambert, Heuzé et Le Roi déjà nommés, le comte
Lelieur de Ville-sur-Arce, ancien administrateur des
parcs et jardins royaux, M. le professeur Emery, M. Mar-
saux, garde général des forêts; trois pharmaciens qui
connaissaient et aimaient bien les plantes, MM. Coudun,
Leduc et Thibierge ; un avocat, M. Berthelemy, et aussi
un chef du fleuriste au Potager, M. Durdan. L'un des
plus féconds et des plus attachants de vos écrivains
horticoles était M. Bernard de Rennes.

MM. Heuzé et Emery exceptés, il ne reste plus un
seul de ces excellents collaborateurs ; mais ils n'ont
pas péri tout entiers, leur œuvre vulgarisatrice de-
meure. Par un sentiment de juste reconnaissance pour
le bien qu'ils ont fait à la Société en la conduisant dans
la voie des améliorations et du progrès, il était bon de
remettre leurs noms en mémoire. (*On applaudit.*)

PROGRÈS ACCOMPLIS

Vous savez que dans cette voie du progrès tout se lient
et tout s'enchaîne. Voici quelques preuves très frap-
pantes :

En 1840, la Société entrait dans l'avenir, comme
vous l'avez vu, avec 200 membres titulaires ; elle était
alors sans aucun correspondant. Depuis la fondation,
1,670 personnes se sont successivement fait admettre.

Aujourd'hui la Société compte 540 souscripteurs-sociétaires, et elle se trouve en échange de correspondances avec 99 Associations similaires de la France et de l'étranger.

Les premières Expositions horticoles tenaient, sans trop de gêne, dans les salons de l'Hôtel-de-Ville. Elles se trouvent actuellement à l'étroit sous votre vaste tente qui cependant couvre une superficie de plus de 1,500 mètres.

Cela ne démontre-t-il pas que les lots exposés sont devenus très nombreux et très importants. Il va sans dire que les récompenses ont suivi la même progression.

Voulez-vous encore une autre preuve de l'accroissement continu de tout ce qui se rapporte à la Société. Voici cette justification :

Les dix premiers volumes de vos Annales comportaient de 100 à 200 pages pour chacune des années sociales. Les volumes actuels arrivent à 400 et même à 500 pages. Le rédacteur en chef se garde bien de s'en plaindre.

Presque tous les progrès réalisés en horticulture depuis un demi-siècle se trouvent relatés ou constatés dans vos publications. Ces progrès, pour la Société d'horticulture de Seine-et-Oise, sont dus en partie aux bons enseignements qui ont été donnés par les auteurs de ces publications, aux essais très réussis de nouveaux procédés et de nouvelles méthodes de culture, et aussi aux précieux encouragements libéralement accordés tant par la Société que par les pouvoirs publics.

Déjà dans le volume applicable à l'année 1857, M. Bernard de Rennes écrivait ceci :

« La Société d'horticulture de Seine-et-Oise, considé-

rée au point de vue de la culture des plantes d'orne-
ment, est, sans contredit, l'une des plus avancées, des
plus fortement constituées, *l'une* enfin *de celles qui ont
le plus hâté les progrès de la floriculture.*

« J'ajouterai même, pour être juste, que la Société a
des droits non moins légitimes à l'estime du monde
horticole, pour *ses conquêtes en arboriculture forestière
et fruitière.* »

De son côté, M. Hardy, avec l'autorité qui lui appar-
tient en ces matières, disait au sujet de la culture des
fruits :

« L'arboriculture fruitière fait dans notre département de rapides progrès. Chaque jour de nouveaux jardins se créent, de nouvelles améliorations dans la culture des arbres fruitiers se produisent. Cette branche si
utile et si importante de l'horticulture est l'objet des
soins et des études de presque tous les jardiniers qui
s'efforcent de la bien connaître et de la bien pratiquer.
*La Société d'horticulture de Seine-et-Oise a puissamment
contribué à ce résultat.* »

Les progrès ainsi signalés dès l'année 1857 par
MM. Bernard de Rennes et Hardy ne sont pas restés
stationnaires; ils ont conservé leur marche ascendante,
régulière, ininterrompue. Depuis cette date déjà éloi-
gnée, les introductions de plantes nouvelles ont été con-
tinuées, beaucoup de variétés ont été obtenues et des
cultures se sont trouvées, de nouveau, améliorées ou
perfectionnées. Vous avez pu vous en assurer en visi-
tant la brillante Exposition organisée avec tant de succès pour fêter sur ce point le cinquantenaire de la fondation de la Société.

LE COMITÉ DES DAMES PATRONNESSES.

Déjà bien long l'historique de la Société resterait incomplet, si le rapporteur laissait dans l'ombre une institution très précieuse, celle du Comité des Dames patronnesses. Permettez quelques indications relatives à cet intéressant sujet.

La Société d'horticulture a un grand avantage sur toutes les autres Sociétés créées à Versailles. Elle a l'honneur et le bonheur d'être favorisée par l'utile et charmant patronage d'un Comité de dames. Ce Comité avait été formé dès l'année 1852, sur l'heureuse initiative prise par le Secrétaire général alors en fonctions, M. Heuzé. Avant cette année, la Société comptait seulement quelques dames, ayant le titre de coassociées.

Les 100 dames qui composent actuellement le Comité ont l'agréable privilège d'être appelées les premières à voir et à admirer les précieuses et inimitables richesses florales de vos Expositions dont elles saisissent si bien tout l'attrait. Il n'existe pas de privilège plus gracieusement justifié, ni mieux acquis.

Comme on le sait, à chaque Exposition, les Dames patronnesses mettent généreusement plusieurs prix très importants à la disposition du jury chargé du jugement des concours ; jury qui, pour les produits de la floriculture, comprend toujours trois Dames patronnesses ayant voix délibérative et usant de ce droit de la manière la plus consciencieuse.

Mais le Comité des Dames fournit seul toutes les récompenses décernées pour longs et loyaux services aux vieux ouvriers jardiniers. En outre, le Comité étend le plus possible sa bienveillante action ; il l'applique avec beaucoup de sollicitude et de la manière la plus efficace aux familles de jardiniers qui se trouvent avoir besoin de secours ; ces secours sont toujours secrètement distribués.

A l'origine, la présidence du Comité des Dames patronnesses avait été dévolue à Mme de Saint-Marsault, qui eut pour lui succéder Mme la baronne Saillard, puis Mme Furtado, l'une des bienfaitrices de la Société. L'utile et bon exemple donné par Mme Furtado a été suivi par une autre Dame patronnesse, Mme Rabourdin.

La Présidente actuelle est Mme Heine, membre de la Légion d'honneur, qui méritait cette haute distinction pour des bienfaits d'une grande importance sociale. Mme Heine est fille de Mme Furtado, première bienfaitrice de la Société.

EXPOSITION DE 1890.

Permettez-moi, Mesdames et Messieurs, de ne pas pousser plus loin ce qui a trait à l'historique de la Société et de redevenir simplement le rapporteur des jurys.

La très remarquable Exposition de 1890 était encore plus intéressante qu'à l'ordinaire. Grâce à une subvention spéciale allouée par la Ville de Versailles, à l'occasion du Cinquantenaire de la Société, on avait pu donner à cette Exposition beaucoup plus d'ampleur que d'habitude.

Les dispositions admises faisaient valoir et ressortir les lots des concurrents. Ces dispositions étaient dues au bon goût des exposants eux-mêmes et à l'arrangement pittoresque du superbe jardin de l'Exposition, jardin artistiquement établi sous la haute tente que la Société a l'avantage de posséder ; une telle tente, vous l'avez vu, permet de placer isolément les lots de plantes et de fleurs exposés, de les tenir à l'abri et de leur faire distribuer une douce lumière.

Les dévoués organisateurs de l'Exposition étaient : MM. Bertin père, Houlet et David. Ils méritent les plus vifs remerciements de la Société. M. Defurnes, président de la Commission de la tente, avait veillé avec le plus grand soin à une parfaite installation.

Après avoir décerné trois des objets d'art mis à sa disposition pour récomposer des concours spéciaux, le jury s'est divisé en deux sections, en vue de procéder au jugement des autres concours. Il s'est ensuite réuni de nouveau pour faire l'attribution des grands prix inscrits au programme de cette Exposition du Cinquantenaire. Le rapporteur général vous présente maintenant le résultat de toutes les décisions prises.

DÉCISIONS DU JURY DE L'HORTICULTURE

GRAND PRIX D'HONNEUR

UNE GRANDE COUPE DE SÈVRES

Donnée par M. le Ministre de l'Instruction publique
et des Beaux-Arts.

M. Moser, horticulteur à Versailles, pour avoir le plus contribué au succès de l'Exposition, reçoit ce grand prix d'honneur qui est décerné au nom du Gouvernement de la République.

Dans le jugement des concours, M. Moser obtenait dix premiers prix dont six applicables, en suivant l'ordre du programme, à des semis de Rhododendrons et d'Azalées, à une belle collection de plantes de serre chaude, à des

collections d'Azalées de l'Inde et d'Azalées de plein air
et à des Fougères variées. Les quatre autres prix s'ap-
pliquent à des concours imprévus pour des Kalmias, des
Azalées blanches *(glauca stricta)*, de curieux Erables du
Japon, des plantes à feuillage coloré et des plantes de
rocailles. A cette grande récompense le jury ajoute une
prime de 200 francs.

CONCOURS SPÉCIAUX

OBJETS D'ART

La Société ouvrait des concours spéciaux pour lesquels elle offrait quatre objets d'art. Le programme de
ces concours était ainsi libellé :

A. Concours pour 40 plantes *non fleuries*, en espèces
ou variétés distinctes, à quelque genre qu'elles appar-
tiennent.

B. Concours pour 40 plantes *fleuries* en espèces ou
variétés distinctes, à quelque genre qu'elles se rattachent.

Le choix des plantes pour ces concours est laissé à
l'initiative des exposants. Les quatre objets d'art à dé-
cerner : deux aux horticulteurs commerçants, deux aux
jardiniers d'amateurs sont destinés à récompenser les
lauréats.

Dans les concours entre horticulteurs, l'un des objets
d'art est décerné à M. Albert Truffaut, horticulteur à
Versailles, pour les plantes de serre bien choisies par lui
présentées dans le concours *A*.

M. Moser, horticulteur à Versailles, déjà attributaire
du grand prix d'honneur, reçoit, dans le concours *B*,
l'autre objet d'art, pour le beau lot de Rhododendrons
fleuris qui occupait le milieu de l'Exposition.

Dans les Concours entre jardiniers d'amateurs, un seul objet d'art a pu être attribué. Il revient à M. Cogneau, jardinier chez M. Cavaroc, à Bièvres, pour son lot très remarqué de Plantes de serre, comprenant de nombreux Caladium d'une belle culture.

PRIX D'HONNEUR *fondé par le Comité des Dames patronnesses.*

Grande Médaille d'or.

Ce prix est décerné à M. Léon Duval, horticulteur à Versailles, en remplacement de la récompense que lui méritait sa participation distinguée aux Concours spéciaux entre horticulteurs, et aussi pour tenir lieu de cinq premiers et de deux seconds prix par lui obtenus pour des Plantes d'introduction, des Broméliacées de semis, des Palmiers de belle culture, des Plantes marchandes en collection, des Anthurium et des Orchidées de choix. Le jury alloue, en outre, à M. Duval une prime de 100 fr.

Prix des Dames patronnesses.

Médaille d'or.

M. Albert Truffaut, lauréat de l'un des Concours entre horticulteurs, et, à ce titre, attributaire d'un objet d'art, remplissait deux autres Concours à l'Exposition. Il présentait une collection de Plantes d'introduction récente, et trente Plantes variées de serre chaude. Ces deux beaux lots lui valaient deux premiers prix, remplacés par le don de la médaille d'or des Dames patronnesses; il reçoit, de plus, une prime de 100 fr.

Prix de Mme Heine,
Présidente du Comité des Dames patronnesses.

Médaille d'or.

M. Lemaître, horticulteur à Versailles, remportait un
1er prix pour un Levistonia de belle culture, et au même
titre, un 3e et un 4e prix pour un Latania et une forte
Azalée; il obtenait un 1er prix pour sa collection de
Broméliacées; en outre, il avait figuré avec distinction
dans le Concours entre horticulteurs pour les objets
d'art. Le jury lui décerne le prix de Mme Heine, plus une
prime de 100 fr.

Prix de M. le Ministre de l'Agriculture.

Médaille d'or.

MM. Forgeot et Cie, horticulteurs-grainiers à Paris,
méritaient deux premiers prix pour leur jolie collection
de Plantes vivaces et annuelles en fleurs, et pour des
Légumes forcés et de la saison; on leur attribuait, en
outre, un second prix appliqué à des Pyrèthres du Cau-
case; ils reçoivent en échange la médaille d'or qui vient
d'être mentionnée et une prime de 50 fr.

Autre Prix de M. le Ministre de l'Agriculture.

Médaille d'or.

Quatre premiers prix étaient d'abord accordés à MM. Levêque et fils, horticulteurs à Ivry, pour leurs charmants
Rosiers à haute et basse tiges, leurs Roses présentées en
fleurs coupées et leur collection de Pivoines herbacées.
Le jury transforme ces récompenses en accordant à

MM. Levêque l'autre médaille d'or du Ministre de l'agriculture, plus une prime de 50 fr.

Prix du Conseil général de Seine-et-Oise.

Médaille d'or.

M. Rothberg, horticulteur à Gennevilliers, est attributaire de cette médaille et d'une prime de 50 fr., en remplacement de deux premiers prix applicables à des Rosiers à haute et à basse tiges.

Prix de la Ville de Versailles.

Médaille d'or.

C'est M. Christen, horticulteur à Versailles, qui obtient la médaille d'or de la ville, pour tenir lieu au lauréat de deux premiers prix applicables à de belles Clématites en fleurs et à de jolis Rosiers sarmenteux; deux seconds prix à des Rosiers à basses tiges et à une Plante nouvelle à laquelle, par un véritable abus du grec, on a imposé le nom peu facile à prononcer de : *Schizo phragma hydrangeoïdès*. Au point de vue scientifique, on a peut-être ainsi voulu démontrer qu'il faut se bien garder de supprimer l'étude des langues anciennes de la Grèce et de l'Italie, puisque, de l'une d'elles, on peut faire un si bel usage. M. Christen méritait, en outre, un 3e prix pour une Clématite inscrite à la belle culture, et un 4e prix pour une autre Clématite obtenue de semis par l'exposant. Le jury alloue supplémentairement à M. Christen une prime de 50 fr.

Prix Furtado.

Médaille d'or.

M. Poirier, horticulteur à Versailles, remportait cinq

premiers prix pour des Pelargoniums *zonale* et *inquinans*
variés à fleurs simples, des Pelargoniums à fleurs doubles, une collection de Pétunias, une collection de Rosiers à basses tiges cultivés en vue de l'approvisionne-
ment des marchés, et des Pelargoniums destinés à la
garniture des massifs; on lui décernait, en outre, trois
seconds prix pour d'autres Pelargoniums et pour des
Bégonias tubéreux; un 3e prix pour des Hortensias et
des Héliotropes, et un 4e prix pour des Pelargoniums à
feuillage panaché. Toutes ces récompenses sont rempla-
cées, en faveur de M. Poirier, par la médaille d'or de
Mme Furtado, et une prime de 25 fr.

Prix de la Compagnie des Chemins de fer de l'Ouest.

Médaille d'or.

M. Perette, jardinier chez Mme la baronne de Bus-
sière, à Bellevue-Meudon, avait, dans le jugement des
Concours, quatre premiers prix applicables à une belle
collection de diverses Plantes de serre chaude, à des
Caladium, à des *Codixum* ou Crotons et à un beau lot
de Légumes variés, forcés et de la saison. Il obtenait, en
outre, un 4e prix pour des *Anthurium.* En échange de
ces diverses récompenses, M. Perette reçoit la médaille
d'or, prix de la Compagnie des chemins de fer de l'Ouest,
plus la prime de 200 fr. réservée par le programme aux
jardiniers d'amateurs. M. Perette se distinguait ainsi au
premier rang, entre les jardiniers.

Prix des Dames patronnesses.

Médaille d'or.

M. Weyler, jardinier chez Mme Georges Halphen, au
château du Monastère, à Ville-d'Avray, avait droit à cinq

premiers prix applicables à des Palmiers, à des Pelargo-
riums *zonale* et *inquinans*, en collection, à des Pelargoniums à fleurs doubles, à des Pelargoniums lierre et à
un lot de légumes variés; il avait droit aussi à un second prix, pour des Calcéolaires herbacés, ainsi qu'à
deux quatrièmes prix pour des *Lillium* et des roses présentées en fleurs coupées. On remplace ces diverses récompenses par le don fait à M. Weyler de la médaille
d'or formant l'un des prix des Dames patronnesses. Le
jury lui alloue, de plus, l'une des primes de 100 fr. ré-
servées aux jardiniers d'amateurs.

Autre Prix de la Compagnie des Chemins de fer de l'Ouest.

Médaille d'or.

M. Garden, horticulteur à Bois-Colombes, avait ap-
porté un lot de belles Orchidées exotiques en fleurs. Il
est récompensé par le don de cette médaille de la Compagnie des chemins de fer de l'Ouest et par une prime
de 25 fr.

Prix du Conseil général de Seine-et-Oise.

Petite Médaille d'or.

M. Chardon de Thermeau, amateur à Versailles, avait
droit à deux premiers prix pour des plantes fleuries re-
marquables par leur développement et leur floraison et
pour d'autres plantes de choix inscrites au titre de belle
culture. Il reçoit en échange le prix du conseil général.

Autre Prix du Conseil général de Seine-et-Oise.

Petite Médaille d'or.

M. de La Devansaye, propriétaire du château de Fresne

(Maine-et-Loire), est attributaire de ce prix, applicable à des Orchidées nouvelles de récente introduction et à des Broméliacées obtenues de semis.

Prix des Dames patronnesses.

Médaille de vermeil.

M. Pidoux, horticulteur à Versailles, qui cultive des Pelargoniums, avait droit à un premier, deux seconds et un troisième prix, pour les divers lots par lui exposés. Il reçoit la médaille de vermeil donnée par les Dames patronnesses.

Prix du Conseil général de Seine-et-Oise.

Médaille d'argent.

MM. Malet et Delahaye, horticulteurs au Plessis-Piquet (Seine), sont attributaires de cette médaille, pour leurs Pélargoniums à grandes fleurs et de fantaisie.

Prix de Mme Bellot de Busy, Dame patronnesse.

Médaille d'argent.

M. Larcher, horticulteur au Chesnay, est gratifié de cette médaille pour un Anthémis ou Chrysanthème de belle culture.

Prix de la Société des Agriculteurs de France.

Médaille d'argent.

M. Marie, jardinier-chef au château de la Ronce, à Ville-d'Avray, avait un premier prix pour des Pelargoniums Gloire Lyonnaise, et un 4e prix, pour des Pélargoniums lierre; il reçoit en remplacement cette médaille d'argent.

Autre Prix de la Société des Agriculteurs de France.

Médaille d'argent.

M. Lionnet, jardinier-chef, au grand château de Jouy, est attributaire de cette médaille pour un joli lot de plantes en fleurs.

La liste des prix spéciaux et des récompenses exceptionnelles est épuisée. Nous passons maintenant aux médailles données par la Société d'horticulture. Ces médailles sont de quatre classes; les trois premières en argent, la quatrième en bronze. Elles vont être appelées, autant que possible, dans l'ordre des concours.

Médailles de la Société.

Voici les noms des lauréats et le relevé des prix obtenus :

M. Lecot, horticulteur à Versailles, 4ᵉ prix : Pélargoniums lierre de semis, nains à fleurs doubles et 2ᵉ prix : Pélargoniums zonale à fleurs simples;

M. Lemasu, jardinier chez M. Beer à Louveciennes, 4ᵉ prix : Pélargoniums lierre de belle culture.

M. Chatenay, jardinier-chef de M. Beer au château de Voisins, deux seconds prix : un Vriesea et des Caladium.

M. Rollé, jardinier à l'asile du chemin de fer de l'Ouest à Paris, deux seconds prix : Pélargoniums.

M. Drouet, horticulteur à Billancourt, premier prix : collection de Pensées.

M. Destambert, jardinier chez madame Becker au château des Missionnaires à Fontenay-le-Fleury, deux quatrièmes prix : meule de Champignons et Fraises.

M. Henri Rabourdin, agriculteur à Villacoublay, 1ᵉʳ prix : Poireaux de Villacoublay.

M. Gautruche, cultivateur à Trappes, 4ᵉ prix, Asperges.

M. Tokuda, horticulteur japonais à Paris, 1ᵉʳ prix, plantes japonaises.

M. Georges Truffaut, horticulteur à Versailles, 1ᵉʳ prix, collection de Népenthès.

Enfin madame Dumand-Mondain, fleuriste à Versailles, 1ᵉʳ prix, bouquets montés et corbeilles de table.

DECISIONS DU JURY

Des Objets d'art et d'Industrie horticoles.

Le jury spécial chargé d'attribuer les récompenses applicables aux objets d'art et d'industrie horticoles, a décerné les prix dont voici l'énumération :

Médaille de vermeil.

A M. Beaume, hydraulicien-mécanicien à Boulogne-sur-Seine : Pompes et Appareils d'arrosages, Tondeuses, Pulvérisateurs.

Rappel de Médaille de vermeil.

A M. Monier fils, cimentier à la plaine Saint-Denis (Seine) : Objets en ciment appliqués à l'horticulture.

A M. Ricada, constructeur-mécanicien à Versailles :

Appareils de chauffage de serres et Vaporisateurs de jus de tabac.

Médailles d'argent de 1re classe.

A M. Grenthe, constructeur à Pontoise : Serre bien établie et d'un prix modéré; Bâches portatives faciles à démonter.

A MM. Roux et fils, treillageurs à Passy-Paris : Treillage artistique très remarquable.

A M. Besnard, fabricant à Paris : Pulvérisateurs d'un système perfectionné.

Rappels de médaille d'argent de 1re classe.

A M. Fournier, fabricant à Taverny (Seine-et-Oise) : Paillassons et Couvertures pour les serres, bonne fabrication, prix modérés.

A M. Simard, treillageur à Bellevue-Meudon : Chalet rustique, porte normande et treillage économique.

A M. Albert Michaux, constructeur à Asnières (Seine) : Serre à Vigne démontable et bien établie, autres Serres et Châssis.

Médailles d'argent de 2e classe.

A M. Gueroult, à Paris : Vaporisateurs, Insecticides, Briquettes pour conserver les fleurs.

A M. Maigneu, à Paris : Filtres au charbon avec préparation spéciale.

Rappel de Médaille d'argent de 2e classe.

A mademoiselle Marie Fortier, de Paris : Herbiers artificiels.

Médailles d'argent de 3ᵉ classe.

A M. Couvreux, de Paris : Etiquettes pour les horticulteurs et les botanistes, Encre et Attache-fruits.

A MM. Jolibois et Cie, de Billancourt : Produits divers en ciment intérieurement enduits pour contenir des acides et du pétrole.

A MM. Rebondy et Matignon, à la Garenne-de-Colombes (Seine) : Paillasson et Claies avec nouveau système de cordage.

A M. Mantion-Tissier, de Bougival : Terrines pour semis, Etiquettes, Meubles rustiques pour jardins.

A M. Rebondy jeune, à la Garenne-de-Colombes : Tentes bien disposées.

Rappel de Médaille d'argent de 3ᵉ classe.

A Mlle Clémentine Bouillerot, professeur à Paris : Fleurs et fruits artificiels, Corbeilles en vannerie.

Mentions honorables.

A M. Maréchal, de Paris : Cloches et petites Serres pour les appartements, articles en plomb et verre.

A M. Carpentier, constructeur à Doullens, ayant maisons à Paris : Châssis-cloches bien établis.

A M. Fauquet, fabricant de vannerie à Versailles : Panniers et Tuteurs.

A M. Gennary, de Paris : Tubes isolateurs des insectes.

M. Couturier, opticien a Versailles, membre du jury spécial, avait exposé, hors concours, une série d'Instruments de météorologie ingénieusement appliqués à l'horticulture.

Il présentait aussi une véritable collection de jolis baromètres du xviiie siècle. Le jury a adressé les plus vives félicitations à M. Couturier.

Trois autres exposants, M. Ruche, de Saint-Germain-en-Laye, M. Mathian, de Paris et M. Petit-Flamey, de Versailles, tous trois constructeurs d'appareils de chauffage de serre, ont dû être renvoyés, pour l'examen de leurs produits, à la commission permanente des chauffages.

Récompenses accordées directement par la Société

SUR RAPPORTS DE COMMISSIONS SPÉCIALES.

Depuis l'Exposition de 1889 des commissions spéciales ont eu à examiner de belles cultures.

Sur le rapport de M. Weyler, la Société a accordé un rappel de médaille d'or à M. Robert, horticulteur au Vésinet, pour ses Bégonias bulbeux, comprenant plusieurs variétés nouvelles (1).

Sur un autre rapport présenté pareillement par M. Weyler, la Société a décerné un rappel de médaille d'argent de 1re classe à M. Perthuis, jardinier chez Mme Paul Lelong, à Ville-d'Avray ; ce rappel applicable aussi à des Bégonias bulbeux (2).

Récompenses pour longs et loyaux services dans une même maison.

Ces récompenses, il est bon de le rappeler ici, proviennent de la libéralité des dames patronnesses.

(1) Voir rapport inséré au Journal de la Société, cahier n° 10, octobre 1889.

(2) Voir rapport inséré au même Journal, cahier n° 12, décembre 1889.

Trois candidats ont été jugés dignes de recevoir ces honorables distinctions : MM. Bonin, Vallerand et Dufriche.

M. Paul Bonin, né en 1834, compte 22 ans de bons et loyaux services comme jardinier chez M. Boitel, propriétaire à Clairefontaine. M. Boitel fait un grand éloge de son jardinier, auquel la Société attribue une médaille d'argent de 2ᵉ classe.

M. Eugène Vallerand, né en 1836, est jardinier en chef dans la propriété de M. et Mme Carcenac, à la Petite-Jonchère-Bougival, depuis 20 années. M. Husson-Carcenac qui représente M. et Mme Carcenac, récemment décédés, atteste que M. Eugène Vallerand a toujours été très méritant sous tous les rapports. La Société accorde à M. Vallerand — comme elle l'a fait pour M. Bonin — une médaille d'argent de 2ᵉ classe.

M. Pierre Dufriche, né en 1855, est entré en 1875 au service de M. Léon Duval, horticulteur à Versailles. Il est chef de culture dans le grand établissement créé par cet horticulteur distingué. Depuis cette époque, M. Pierre Dufriche dirige, avec intelligence, loyauté et dévouement, tout le travail de cet établissement. La notoriété publique signale M. Pierre Dufriche comme serviteur modèle, dans sa situation particulière. M. Léon Duval, de son côté, donne à son chef de culture une chaleureuse recommandation.

Par ces considérations et à titre de récompense exceptionnelle, la Société décerne à M. Pierre Dufriche une grande médaille de vermeil.

CLOTURE

MESDAMES, MESSIEURS,

Le grand nombre et l'importance des récompenses

accordées n'ont pu surprendre ceux d'entre vous qui ont eu le bonheur et le plaisir de visiter la brillante Exposition organisée pour la célébration du Cinquantenaire.

N'oubliez pas que les horticulteurs et les jardiniers récompensés avaient patiemment travaillé et fait beaucoup d'efforts pour arriver à vous présenter, à jour fixe et dans toute sa fraîcheur, l'épanouissement simultané de la partie florale de cette Exposition, considérée comme le triomphe de la grande industrie versaillaise.

Les horticulteurs se proposent de renouveler ces efforts pour vous donner un spectacle tout aussi attrayant, à l'occasion du concours régional agricole qui, en l'année 1891, sera tenu à Versailles.

Pour l'année 1890, l'ensemble des récompenses se trouve distribué. Il ne me reste plus qu'à remercier notre excellent Président de tout ce qu'il a bien voulu dire d'obligeant pour le rédacteur en chef du Journal de la Société, et à remercier aussi l'assemblée de la bienveillante attention accordée au rapporteur. (*Applaudissements*).

Versailles. — Imp. E. Aubert, 6. avenue de Soeaux.

www.ingramcontent.com/pod-product-compliance
Lightning Source LLC
Chambersburg PA
CBHW070921210326
41521CB00010B/2273